GUÉRISON

DE LA

PHTHISIE PULMONAIRE

ET DE LA

BRONCHITE CHRONIQUE

PARIS. — IMPRIMERIE DE E. MARTINET, RUE MIGNON, 2.

GUÉRISON

DE LA

PHTHISIE PULMONAIRE

ET DE LA

BRONCHITE CHRONIQUE

À L'AIDE D'UN TRAITEMENT NOUVEAU

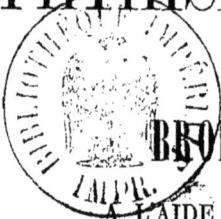

PAR

Le Dr JULES BOYER

Ex-interne des hôpitaux, ex–prosecteur d'anatomie,
Ex-chef des travaux anatomiques,
Ex-chargé du cours de physiologie à l'École de médecine de Clermont;
Membre de la Société de médecine et de chirurgie pratiques ;
Médecin inscrit de S. M. le roi d'Espagne.

« Un rhume négligé est une phthisie commencée. »   (Stoll.)

« Décréter l'incurabilité de certaines maladies,
c'est sanctionner par une loi la négligence et
l'incurie. »   (Bacon.)

TROISIÈME ÉDITION

CONSIDÉRABLEMENT AUGMENTÉE

PARIS

ADRIEN DELAHAYE, LIBRAIRE-ÉDITEUR

PLACE DE L'ÉCOLE-DE-MÉDECINE

1864

AVANT-PROPOS

La médecine fait peu de progrès aujourd'hui parce qu'on craint de paraître ridicule ou prétentieux en reprenant l'étude de maladies décrites avec soin par des hommes d'un grand talent. On oublie trop que ces auteurs se sont attachés spécialement aux idées dogmatiques, et qu'ils ont fait peu d'efforts pour obtenir la guérison d'entités morbides qu'ils regardaient d'avance comme incurables. C'est ce prétexte tyrannique qui arrête encore, de nos jours, la masse des médecins; ils trouvent qu'il est plus commode de s'abriter derrière des opinions toutes faites et d'envelopper leur indifférence dans le vieux manteau des traditions, que de se mettre en opposition avec les princes de la science.

Après Laennec et Louis, on me trouvera donc bien osé de parler de la *phthisie pulmonaire*, et de lutter contre le préjugé, mais je n'hésite pas à prendre la responsabilité de ma conviction.

Mon traitement des tubercules et de la bronchite chronique est rationnel; ce qui m'encourage à le publier, ce sont les résultats obtenus.

Dans les cas désespérés, on a tort de subir les influences systématiques; l'intelligence devrait toujours passer avant la mémoire, et je crois qu'il est honnête de repousser la thérapeutique consacrée, lorsqu'on a la certitude qu'elle doit être impuissante. C'est ainsi que j'ai eu le bonheur de guérir des malades atteints de tétanos traumatique, par l'iodure de potassium à haute dose; et d'autres, qui allaient succomber à la résorption purulente, en leur administrant des vomitifs, répétés d'heure en heure, pendant deux jours.

Si les médecins pouvaient abandonner quelquefois la routine, qu'ils décorent du nom de *saine pratique*, s'ils cessaient d'accepter les idées du maître comme dernière limite du possible et du vrai, avant peu de temps nous n'aurions plus d'affections dites *incurables*.

Qu'il me soit permis de remercier cordialement quelques médecins, français et étrangers, pour l'accueil bienveillant qu'ils ont fait à cette brochure et à mon traitement de la phthisie pulmonaire.

Leurs lettres de félicitations et les articles élogieux qui ont paru dans les revues médicales et scientifiques me dédommagent de l'*invidia medica*, ce fléau de l'humanité, et me prouvent qu'une pensée généreuse trouve toujours de hauts protecteurs.

GUÉRISON

PHTHISIE PULMONAIRE

La phthisie pulmonaire est une maladie caractérisée par la présence de tubercules dans le poumon.

Le ramollissement des tubercules détermine les cavernes et la mort.

L'induration des tubercules et la cicatrisation des cavernes constituent la guérison de la phthisie.

Ces données étant admises, — parce qu'elles sont vraies et irréfutables, — on comprendra facilement que le seul moyen d'enrayer, et même de guérir la phthisie pulmonaire, n'est pas, comme on le fait depuis trop longtemps, de solliciter la fonte de la matière tuberculeuse dans le but d'obtenir la cicatrisation des excavations pulmonaires, mais bien de la prévenir ou de l'arrêter, de la modifier de telle sorte qu'elle devienne à l'abri de toute désorganisation.

Après avoir médité mûrement cette proposition, j'ai fait des études théoriques et des recherches cliniques qui me permettent d'affirmer qu'on peut solidifier les tubercules, faciliter la cicatrisation des cavernes, et, par conséquent, obtenir la curation de la phthisie pulmonaire.

Les travaux sur la phthisie sont très-nombreux; mais, il faut en convenir, beaucoup de faits importants sont présentés sans interprétation à l'appui, et si l'on cherche une théorie et une thérapeutique rationnelles, on reconnaît que ces deux inductions n'existent nulle part. — Serai-je plus heureux que mes devanciers ? L'avenir se chargera de répondre; pour le présent, je prends la liberté d'exposer mes idées. Elles n'ont pour parrains que ma conviction et les succès obtenus au lit des malades.

I

ÉTUDE DU TUBERCULE

INDURATION DES TUBERCULES. — Tous les auteurs admettent la transformation spontanée de la matière tuberculeuse en substance crétacée, calcaire, et dans quelques cas, rares il est vrai, en véritable *tissu osseux*. Ces masses crétacées, qu'on rencontre dans les poumons, sont connues depuis longtemps : on en trouve des exemples dans Galien et Paul d'Égine; Bonnet et Schneck en ont cité un grand nombre; mais c'est dans ces derniers temps que ces productions morbides ont été étudiées avec le plus de soin. Bayle, Laennec, MM. Andral, Ernest Boudet et surtout Rogée, se sont occupés spécialement de cette question. Sur 100 cadavres de vieilles femmes autopsiées sans aucun choix par Rogée (1) à l'hospice de la Salpêtrière, ce regrettable observateur en a trouvé 51 chez lesquels cette transformation avait eu lieu. Ces 51 femmes avaient été phthisiques, et, chez toutes, cette maladie s'étant terminée heureusement par l'induration des tubercules pulmonaires, leur mort résultait de la vieillesse ou de maladies n'ayant aucun rapport avec la phthisie.

Rogée établit d'abord que la concrétion calcaire et la concrétion crétacée ne sont qu'une seule et même altération, mais à des degrés divers de solidification. Elles coexistent fréquemment dans un même poumon, et il n'est pas rare de trouver, dans ces cas, des indurations crétacées qui contiennent dans leur centre des fragments irréguliers et plus ou moins volumineux de matière calcaire, laquelle est beaucoup plus dure que la matière crétacée. D'autre part, on observe quelquefois, au milieu d'un tubercule bien caractérisé, soit un point crétacé seul, soit une petite masse calcaire au centre, et crétacée autour de ce point central. Ces deux exemples, et surtout le dernier, font voir le passage de l'un à l'autre de ces trois états : *tubercule, concrétion crétacée, concrétion calcaire.*

(1) *Archiv. génér. de méd.*, 3e sér., t. V, juin 1839.

Pour Laennec, Louis, et pour tous ceux qui ont étudié cette question, les concrétions représentent une affection tuberculeuse *guérie*, et sont le produit d'un effort de la nature, qui, cherchant à cicatriser les excavations pulmonaires, a déposé avec trop d'exubérance le phosphate de chaux nécessaire à la transformation des cartilages accidentels, dont les fistules et les cicatrices pulmonaires sont le plus souvent formées.

M. Natalis Guillot nous a appris qu'à Bicêtre, les quatre cinquièmes au moins des vieillards dont il examinait les poumons après la mort, offraient des traces incontestables d'une affection tuberculeuse très-ancienne; enfin, sur 160 femmes ouvertes par M. Beau à la Salpêtrière, 157 présentaient des cicatrices de cavernes au sommet de l'un ou de l'autre poumon.

La guérison de la phthisie peut donc s'effectuer à toutes les périodes. M'appuyant sur ces faits authentiques, il m'a semblé plus logique d'imiter la nature ou de lui venir en aide que de répéter sentencieusement « les pthisiques sont incurables. » J'ai cherché à favoriser et même à provoquer l'induration de la matière tuberculeuse et la cicatrisation des cavernes. Je crois avoir résolu le problème que je m'étais posé; pour cela j'ai étudié le tubercule sous toutes ses faces. J'ai cherché à connaître son anatomie pathologique, sa texture microscopique, sa composition chimique, sa nature, son siége, son étiologie, et enfin les moyens propres à le solidifier, pour le rendre inerte et complétement inoffensif. Ce travail est un résumé succinct de mes recherches.

ANATOMIE PATHOLOGIQUE DES TUBERCULES. — D'après les auteurs modernes, le tubercule dans son premier degré se présente sous forme de petits corps grisâtres demi-transparents, presque diaphanes et d'une consistance assez grande. Ils sont plus ou moins ronds, homogènes, et d'une grosseur qui varie depuis celle d'un grain de millet jusqu'à celle d'une graine de chènevis. Ces tubercules naissants sont désignés sous les noms de *tubercules miliaires* par Laennec, et de *granulations grises* par M. Louis. Parfois leur volume est tellement ténu, que les granulations sont presque microscopiques. Lorsque les granulations ont acquis un certain volume, comme celui d'un noyau de cerise et même d'une amande, ces corps, en se réunissant à d'autres tubercules voisins, forment avec ces derniers des masses plus ou moins volumineuses, homogènes, blanchâtres ou jaunâtres, d'un aspect mat, friables, se laissant écraser sous le doigt, comme du fromage : cet état caractérise le *tubercule cru*.

Au lieu d'être sous forme de granulation, la matière grise dont nous venons de parler, existe quel-

quefois en masses irrégulières, au milieu desquelles
se montrent des points miliaires ou tout à fait tuberculeux : c'est l'*infiltration tuberculeuse grise* de
Laennec, dont nous rapprocherons l'infiltration dite
gélatiniforme; dans tous les cas, ces infiltrations se
concrètent et passent à l'état de *matière jaune crue.*
Le fait constant, c'est que la matière grise demi-trans-
parente précède toujours la formation de la substance
tuberculeuse jaune et opaque, et qu'elle en est le
premier degré. Ce point d'anatomie pathologique a
été établi d'une manière péremptoïre par les recherches microscopiques des docteurs Schrœder van der
Kolk (1), Carswell (2) et Guillot (3).

TEXTURE MICROSCOPIQUE DU TUBERCULE. — Si l'on
soumet au microscope le tubercule tout à fait commençant, dit M. Rochoux (4), on le voit présenter la
forme d'une production arrondie, globuleuse, mal
circonscrite, ayant de 15 à 20 millimètres de diamètre, noyée en quelque sorte au milieu du tissu
pulmonaire, *constamment sain,* qui l'entoure. A cet
état on ne peut l'en isoler, l'en extraire, sans enlever,
en les rompant, de nouveaux filaments, débris de

---

(1) *Observ. anat. path. et pract. argum.* Amsterdam, 1826.
(2) *Cyclopæd. pract. med.* London.
(3) *L'Expérience,* 1838, nº 35.
(4) *Archiv. génér. de méd.,* décembre 1845.

tissu pulmonaire, de vaisseaux et de nerfs qui forment autour d'elle une sorte de *tomentum*, de duvet. Sa couleur, qui, plus tard, deviendra d'un blanc mat grisâtre, est alors celle de la *gélatine*, ayant une teinte ou un reflet rosé, d'autant plus prononcé que le tubercule est plus petit. Si, après l'avoir coupé en deux, on se contente d'examiner la surface de la section avec un grossissement de 40 à 50 diamètres, le tissu morbide paraît homogène comme de la gelée ou de la gomme près de se durcir. Mais sous un grossissement de 500 à 600 diamètres, il offre un tout autre aspect : on reconnaît alors qu'il est formé par l'entrecroisement de filaments presque aussi fins que ceux du tissu cellulaire, et ne contenant aucun liquide apparent dans leurs interstices : leur mode de texture est assez régulier, et rappelle, à un certain point, celui du cristallin. La coupe de la tumeur offre une couleur orange très-pâle, ayant un reflet comme métallique.

M. Lebert (1) a fait des observations sur le tubercule jaune et friable, et de ses recherches microscopiques il a tiré les conclusions suivantes : il existe des différences tranchées entre les corpuscules du tubercule et ceux du pus. Ces derniers sont plus grands, régulièrement sphériques, contenant de un

(1) *L'Expérience*, mars 1844.

à trois noyaux et offrant une surface grenue, comme framboisée ; ils sont ordinairement libres et isolés, tandis que ceux du tubercule, surtout à l'état cru, sont étroitement unis ensemble. Les globules du cancer sont de deux à quatre fois plus grands et renferment un noyau dans lequel on trouve souvent de un à trois nucléoles.

COMPOSITION CHIMIQUE DES TUBERCULES. — Sur 6 grammes de tubercule commençant, M. Hecht (de Strasbourg) (1) a trouvé les résultats suivants :

	Gram.
Albumine	1,4
Gélatine	1,2
Fibrine	1,8
Eau ou perte	1,6

L'analyse du tubercule à l'état cru, faite par Thenard, est le plus généralement adoptée. Voici cette analyse :

Matière animale (gélatine)	98,00
Phosphate de chaux	1,85
Carbonate de chaux	
Hydrochlorate de soude	0,15
Oxyde de fer	traces

Frappé de l'analogie qui existe entre la composition des tubercules et celle des os, j'ai cherché le

(1) Dans Lobstein, *Traité d'anat. pathol.*, t I.

rapport qui pouvait exister entre ces productions morbides et des organes normalement constitués.

Les os, avant leur passage à l'état cartilagineux, renferment les mêmes éléments que les tubercules à l'état naissant. Ils sont composés, comme ces derniers, d'albumine, de gélatine et de fibrine ; plus tard, lorsqu'ils sont durs, ils contiennent les mêmes principes que les tubercules à l'état cru.

Voici l'analyse des os donnée par Berzelius, modifiée d'après celles de Fourcroy, Vauquelin et Hildebrandt :

Matière animale (gélatine)	32,17
Matière animale insoluble	1,13
Phosphate de chaux	51,40
Carbonate de chaux	11,30
Hydrochlorate de soude	1,29
Oxyde de fer	traces

Les os et les tubercules ont donc la même composition ; seulement, dans les os, la partie organisée est moins abondante que la partie inorganique, tandis que dans les tubercules, la matière animale l'emporte sur la portion salino-calcaire ; dans les tubercules et dans les os, les molécules gélatineuses ont, avec le temps, de la tendance à céder la place aux molécules calcaires, et l'on sait que dans les tubercules arrivés à l'état de crétation, la matière animale est à la substance dure comme 4 est à 96.

Les tubercules passent par trois états différents ;
les os se comportent absolument de la même manière. Trois phases successives caractérisent l'ostéo-
génie ; les os sont d'abord mous et gélatiniformes ;
leur consistance augmente graduellement, ils deviennent cartilagineux, et ce dernier état précède
l'ossification proprement dite. Au début, les tubercules sont gélatineux, puis ils passent à l'état cru ;
enfin ils ont de la tendance à revêtir la forme dure,
calcaire.

Dans les tubercules, le dépôt de matière dure a
lieu du centre à la circonférence ; dans les os courts,
l'ossification procède également du milieu à la péri-
phérie (Bichat, Cruveilhier).

La carie est aux os ce que le ramollissement est
aux tubercules. Dans les tubercules, le ramollissement commence par le centre ; dans les os courts, la
carie débute aussi par le centre.

Ce parallèle entre les tubercules et les os pourrait
faire croire, à la première inspection, que le tubercule n'est qu'une molécule osseuse accidentelle dé-
viée de sa véritable destination, et que le blastème
sous-périostal est représenté dans les tubercules par
la membrane nourricière ; mais une étude plus ap-
profondie fait voir que ces rapports découlent d'une
loi générale que je vais exposer.

Le sang charrie tous les éléments chimiques de

l'organisme ; à toutes les époques de la vie, il contient de la *gélatine* et du *phosphate de chaux* dans des proportions définies.

Dans l'état de santé, ces deux substances sont en équilibre ; dans l'état de maladie, cet équilibre est rompu.

Si la gélatine prédomine, nous avons à craindre, soit une maladie des os (carie, ostéomalacie), soit la scrofule avec ramollissement du système osseux, soit surtout la phthisie pulmonaire.

Lorsque les sels calcaires surabondent, ils engendrent une foule de maladies peu connues, telles que la goutte, la gravelle, les calculs, l'ossification des artères, des valvules du cœur, des bronches, des glandes pinéale, thyréoïde, mésentérique ; de l'ovaire, de la rate, etc.

L'albuminurie, le diabète sucré, et peut-être toutes les maladies, n'ont d'autre cause que l'élimination par les urines d'une substance qui se trouvait en équilibre avec une autre, et pour laquelle elle avait beaucoup d'affinité dans l'état physiologique.

En parlant des causes de la phthisie, nous verrons qu'on peut les rattacher toutes au même phénomène, c'est-à-dire à l'insuffisance des sels calcaires dans le torrent de la circulation. Dans la bronchite chronique et dans la pneumonie, nous savons que l'élimination des sels terreux s'effectue par la sécrétion urinaire.

La gélatine, qui alors se trouve libre en quelque
sorte, est rejetée au dehors par les bronches, et
constitue les crachats gélatiniformes qu'on remarque
dans ces affections. Si, au lieu de passer du sang
dans les ramifications bronchiques, la gélatine est
déposée dans le parenchyme pulmonaire, il en résulte
soit des granulations grises, soit de vastes infiltrations gélatiniformes qui constituent le premier acte
de la phthisie.

NATURE DU TUBERCULE. — La lecture des auteurs
nous laisse dans le doute le plus complet sur la nature
du tubercule. Les idées théoriques qu'ils émettent
peuvent être ingénieuses, mais elles sont toutes facil-
lement réfutables. Pour Fourcroy et Baumès, le
tubercule est dû à une trop grande abondance d'oxygène; pour A. Cooper et Richerand, il est déterminé
par une débilité ou une atonie de la constitution, des
vaisseaux et des ganglions lymphatiques. C'est ne
rien nous apprendre sur la nature même de l'affection. M. Andral pense que le tubercule est formé par
une gouttelette de pus, ou du moins par un liquide
qui en a l'apparence; cette gouttelette, d'abord sans
consistance, acquiert ensuite une fermeté plus grande
et finit par présenter l'aspect du tubercule. Les expériences de M. Cruveilhier et de Lallemand, pour
démontrer que le tubercule est du pus concret, ne

sont pas plus concluantes que celles de M. Andral,
car le mode d'évolution et le microscope nous donnent une différence radicale entre les globules puru-
lents et les corpuscules tuberculeux. L'opinion de
Broussais, qui pensait que les tubercules résultent
d'une maladie des vaisseaux blancs, n'est pas soute-
nable, car, ainsi que le fait très-bien remarquer
M. Papavoine, « on a injecté les vaisseaux lymphatiques d'un ganglion tuberculeux comme s'il ne l'eût
pas été, et cette expérience paraît démonstrative. »

D'après M. Dalmazzone (1), le tubercule miliaire
décrit par Laennec n'est que le second degré du
tubercule ; le premier est constitué par un petit cor-
puscule rouge ou d'un rouge jaunâtre ayant au plus
le volume d'un grain de millet, et tenant au tissu
environnant par des *filaments vasculaires*. M. Ch. Baron (2) a fait des observations analogues : il a vu des
petits points rouges, d'abord paraissant dus à une
infiltration sanguine, qui étaient envahis ensuite par
la granulation gélatiniforme, et il en a conclu que la
matière tuberculeuse n'est que *du sang sorti des
vaisseaux capillaires*, et subissant plus tard diverses
transformations.

Comme on le voit par ce court exposé, on a beaucoup discuté sur la nature des tubercules. Est-ce un

(1) *Bulletin des sciences méd.*, août 1829.
(2) *Archiv. génér. de méd.*, t. VI, 1836.

produit sécrété par les tissus à la manière des corps
étrangers? est-ce un produit accidentel, organisé et,
ayant une vie propre ?

Pour moi, le tubercule est un produit accidentel,
formé par l'exhalation vasculo-capillaire d'un plasma,
contenant des molécules gélatineuses en excès qui
ont, comme dans les autres parties de l'économie,
une tendance marquée à s'imprégner de sels phos-
phatiques.

Le tubercule se développe par épigénèse, et de
toutes pièces, au milieu de tissus refoulés, mais non
détruits.

Toute compression violente, ou souvent répétée,
des capillaires du poumon, peut faire passer dans le
parenchyme de cet organe des molécules de gélatine,
si cet élément est en excès dans le sang. Les contu-
sions de la poitrine, une toux opiniâtre, des émotions
vives et prolongées, l'arrêt brusque du flux catamé-
nial; en un mot, tout ce qui détermine la congestion
des vaisseaux pulmonaires, peut occasionner le
dépôt de granulations gélatiniformes dans le viscère
aérien.

La plupart des anatomo-pathologistes nient l'existence de vaisseaux sanguins dans les tubercules. Pour
ma part, je n'en ai jamais rencontré dans les nombreuses injections que j'ai faites; mais cette absence
de vascularité ne détruit pas un fait reconnu par tous

les médecins : je veux parler du développement des
tubercules (1). Cette évolution, qui a ses phases
marquées, et dont l'état crétacé n'est, comme le dit
M. Louis, qu'une dernière modification de son développement, cette évolution, dis-je, ne peut se faire
qu'au détriment du sang, qui fournit successivement
des couches de matière tuberculeuse à la granulation
primitive. A cet effet, des vaisseaux nouveaux viennent former autour des tubercules, et dans les fausses
membranes qui tapissent les cavernes, un réseau
artériel extrêmement riche, qui appartient en propre
à la production nouvelle; ils sont créés pour sa nu-
trition, et destinés, d'après M. Louis, à favoriser son
développement. Cette opinion avait été mise en avant
par M. Baron, lorsque M. Natalis Guillot, en injec-
tant ces vaisseaux, est venu renforcer cette assertion,
qui a été pleinement démontrée par Valleix (2).
L'existence de ces vaisseaux nourriciers explique donc
la possibilité d'agir sur les tubercules en leur fournissant les éléments nécessaires à leur induration.

SIÉGE DES TUBERCULES. — Les tubercules sont d'autant plus nombreux et plus avancés dans leur déve-

(1) Le cristallin n'a pas de vaisseaux propres, et cependant il vit
et peut passer à l'état crétacé, comme on l'observe dans certaines
cataractes; le tubercule peut donc s'indurer sans être pourvu de
vaisseaux sanguins.
(2) *Archiv. génér. de méd.*, 3e série, février, mars 1841.

loppement qu'on se rapproche davantage du sommet du poumon. Les cavernes les plus vastes et les plus anciennes se rencontrent toujours dans le lobe supérieur. M. Louis observe avec raison que les grandes cavernes sont généralement plus voisines du bord postérieur du poumon que du bord antérieur. Lorsqu'un seul poumon est atteint, c'est plus souvent le gauche que le droit.

Tous les auteurs admettent les faits que je viens d'énoncer, mais là se bornent leurs recherches, et jusqu'ici personne n'a rendu compte des causes de cette disposition. Je vais essayer d'expliquer la présence des tubercules au sommet et à la partie postérieure de l'organisme respiratoire, leur fréquence plus grande à gauche qu'à droite, et, lorsque les deux poumons sont atteints, dire pourquoi le droit l'est plus que le gauche.

Dans l'acte de l'inspiration, l'entrée de l'air dans les bronches est déterminée par l'*agrandissement* de la poitrine; cet agrandissement est dû au jeu des pièces osseuses mobiles de la cage thoracique; ces pièces mobiles sont les côtes et le sternum. La colonne vertébrale, qui est immobile, sert de point d'appui aux leviers osseux, et ne participe pas d'une manière directe à l'agrandissement de la poitrine. Lorsque l'air pénètre dans les poumons, les côtes, qui étaient obliquement dirigées d'arrière en avant et de

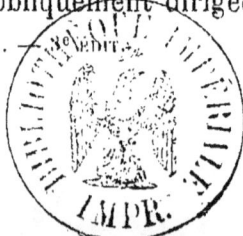

haut en bas, éprouvent un mouvement d'élévation.
Le centre du mouvement étant à l'articulation costo-
vertébrale, le mouvement d'élévation est très-peu
étendu en arrière, et il devient d'autant plus grand
qu'on s'approche plus près de leurs extrémités anté-
rieures. Il est aisé de se convaincre que le mouvement d'élévation des côtes entraîne une augmentation
dans le diamètre antéro-postérieur de la poitrine,
c'est-à-dire que la distance qui sépare la colonne
vertébrale du sternum est augmentée quand les côtes
sont soulevées. Le diamètre transversal se trouve
agrandi par le mouvement de rotation des côtes autour d'une corde fictive, qui réunirait l'extrémité
vertébrale et sternale de ces arcs osseux. Le sternum,
auquel les côtes sont fixées en avant, est élevé en
même temps que ces dernières, et, de plus, il est
projeté en avant. Mais ce mouvement de projection
n'est pas le même pour tous les points du sternum.
La partie inférieure de cet os est portée plus en avant
que la partie supérieure. Ainsi donc, l'agrandissement de la poitrine est plus sensible à la base qu'au
sommet, où il est presque nul. Qu'en résulte-t-il?
C'est que le sommet du poumon est comme empri-
sonné dans une calotte osseuse, que son expansion
est bien moins grande qu'à sa partie moyenne et
surtout inférieure, et qu'il est, par conséquent, plus
facilement hypérémié que ces autres parties.

Cette disposition anatomique explique très-bien le développement des tubercules au sommet du poumon plutôt qu'à ses régions moyennes et inférieures.

Comme la colonne vertébrale est complétement immobile au sommet du poumon, et que plus on se rapproche de la partie postérieure des premières côtes, moins on constate de mouvement, il s'ensuit que le bord postérieur du poumon se dilatant encore moins que le bord antérieur, les tubercules doivent être plus fréquents en arrière qu'en avant. Si le poumon gauche est pris plus souvent que le poumon droit, je crois qu'il faut attribuer cette disposition morbide à la présence du cœur, qui vient encore ajouter une nouvelle cause d'hémostase à celle que nous venons de signaler.

Enfin, lorsque les deux poumons sont tuberculeux, le droit l'est plus que le gauche, parce que le malade ne pouvant pas rester couché sur le côté du cœur, mais bien sur le côté opposé, il en résulte que cette partie de la poitrine est comprimée et que l'expansion du poumon droit est très-incomplète.

RAMOLLISSEMENT DES TUBERCULES. — Après un temps indéterminé, si les tubercules ne peuvent pas passer à l'état crétacé, ils se ramollissent et sont rejetés au dehors par les bronches. La place qu'ils occupaient dans le poumon constitue 'excavation connue sous le nom de *caverne*. Les auteurs ont beaucoup étudié le phénomène du ramollissement. Pour les uns, William Starck, Baillie, Schrœder van der Kolk, Carswell, Laennec, etc., le ramollissement a lieu du centre des tubercules à la circonférence; pour les autres, MM. Lombard (de Genève) et Andral, il s'opère de la surface au centre.

La cause de ce ramollissement a été interprétée de différentes manières par Broussais, MM. Lombard, Carswell, C. Baron. Les explications données par ces médecins ont toutes été réfutées.

Je pense que le tubercule, qui a une tendance marquée à revêtir la forme calcaire, doit arriver à la décomposition, et par conséquent au ramollissement, lorsqu'il ne reçoit pas les molécules propres à opérer cette transformation. De même que les os courts, avons-nous dit, le tubercule commence son mouvement de création par le centre, il n'est donc pas étonnant de voir le ramollissement, c'est-à-dire la décomposition, débuter par le centre, puisque le dépôt phosphatique qui devait se faire en ce point ne peut pas s'effectuer. On peut apprécier déjà la nécessité de fournir à l'économie les matériaux propres à l'accomplissement de ce travail réparateur, et l'utilité de venir en aide à la nature, qui, de son côté, fait tous ses efforts pour atteindre ce but.

Quant aux cavernes, je signalerai en passant la dis-

position de la membrane nourricière des tubercules
et des vaisseaux sanguins qui l'entourent; les cavernes
présentent presque toujours des parois fermes ; elles
sont tapissées par une membrane molle et friable
dans les excavations récentes ; dense, grisâtre, et
presque semi-cartilagineuse, dans celles qui sont
anciennes ; elle a un demi-millimètre d'épaisseur,
tantôt plus, tantôt moins, et elle est ordinairement
recouverte d'une autre membrane fort molle, jaunâtre
ou blanchâtre, rarement continue à elle-même. Les
vaisseaux de nouvelle formation se développent dans
les anfractuosités, ainsi que dans toutes les éminences
de ces cavités, jusque dans les houppes terminales
de la membrane interne, et, d'après M. Grisolle (1),
remplissent, en les colorant, les colonnes si souvent
étendues de l'une à l'autre de leurs parois. Après
l'évacuation de la matière tuberculeuse, la membrane nourricière des tubercules persiste et devient
sécrétante à la manière du périoste des os, et c'est
alors que la cicatrisation des cavernes s'opère. Cet
autre mode de guérison spontanée de la phthisie
pulmonaire a été constaté par Laennec, Rogée,
M. Andral, etc.

Si j'ai tant insisté sur ces détails d'anatomie pathologique, si j'ai cherché à éclaircir quelques points

_____

(1) *Traité de la phthisie.*

obscurs de leur histoire, c'est pour présenter d'une
façon intelligible et rationnelle la corrélation qui
existe entre les faits théoriques et l'application de ma
méthode curative.

II

CAUSES DE LA PHTHISIE

L'étiologie de la phthisie pulmonaire n'est pas encore parfaitement connue. Malgré les travaux sérieux de nos contemporains, les assertions émises sont plus nombreuses que les faits rigoureusement observés. Nous allons indiquer les causes principales qu'on a invoquées pour expliquer le développement des tubercules dans le poumon, et nous verrons qu'elles dérivent toutes d'un excès de gélatine, d'une diminution de phosphate de chaux dans le sang, et d'une hypérémie pulmonaire.

HÉRÉDITÉ. — De toutes les maladies, la phthisie est celle qui se transmet le plus souvent par la voie

de la génération. Les enfants nés de parents phthisiques ne sont pas voués nécessairement à la maladie
de leurs ascendants, mais le plus grand nombre est
emporté tôt ou tard par la tuberculisation. Pour prévenir cette maladie chez les enfants issus de phthisiques, il est essentiel d'employer de bonne heure et
pendant longtemps les moyens prophylactiques que
j'indiquerai plus loin. Il faut les employer non-seulement dans le cas d'hérédité, mais encore dans tous
les cas où le médecin pressent en quelque sorte dans
l'avenir l'apparition des tubercules. M. A. Latour a dit :
« *On est phthisique avant d'avoir des tubercules.* »
Cette pensée est profonde et vraie, puisque l'hérédité
est un vice dans les conditions hygiéniques, morales
ou physiques ; telle maladie antérieure, tel tempérament congénital ou acquis, sont autant de causes pré-
disposantes par l'enchaînement naturel des termes
de la série morbide : hyposthénie organique, lym-
phatisme, anémie, etc.

PRÉDISPOSITION. — La phthisie atteint les hommes
robustes et vigoureux, mais elle est beaucoup plus
commune chez les sujets d'une faible constitution et
chez ceux qui offrent les attributs du tempérament
lymphatique. Ces attributs sont les suivants : blan-
cheur de la peau, élongation du corps, longueur du
cou, aplatissement et dépression de la poitrine, saillie

des omoplates en façon d'ailes, gracilité des membres
et du tronc ; irritabilité du système sanguin, vitesse
du pouls, rougeur circonscrite des pommettes (ce qui
implique toujours une hémostase pulmonaire); chaleur au creux des mains après les repas, essouffle-
ment à l'occasion de mouvements précipités.

RAPIDITÉ DE LA CROISSANCE. — On ne saurait ima-
giner combien un accroissement rapide dispose à la
phthisie, surtout lorsque la poitrine ne s'élargit pas
en proportion de l'élongation du corps. Tout le
phosphate de chaux que l'économie reçoit est employé au développement des os ; la gélatine se trouve
alors en excès dans le sang, et son dépôt peut avoir
lieu facilement dans le poumon. Si, à cette époque,
on fournit aux os les sels calcaires dont ils ont besoin, la gélatine reste en proportion convenable, et
l'on arrive à prévenir son dépôt dans le parenchyme
pulmonaire, c'est-à-dire la tuberculisation.

GENRE DE VIE. — C'est dans le genre de vie que
l'axiome *tel air, tel sang*, trouve son application. Les
travaux, quels qu'ils soient, qui s'accomplissent dans
des lieux renfermés, disposent plus à la phthisie que
les occupations en plein air ; il en est de même de la
vie luxueuse et déréglée des grandes villes. M. Coste
est parvenu à produire à volonté la phthisie chez des

chiens et d'autres animaux, en les faisant séjourner
longtemps dans des lieux humides, froids et mal
éclairés. Ce savant a produit le diabète chez tous les
chiens qu'il nourrissait avec du sucre exclusivement.
De même, on rend phthisiques tous les animaux
auxquels on fait prendre de la gélatine pour toute
nourriture ; les malheureuses expériences de Darcet
corroborent cette assertion et prouvent que ma théorie du tubercule n'est pas une utopie.

DISPOSITION AUX SCROFULES. — La phthisie et la
scrofule sont deux maladies qui ont entre elles plusieurs points de ressemblance, aussi le docteur Gola
(de Milan) pense-t-il que la phthisie n'est qu'une
des modalités nombreuses par lesquelles s'exprime le
vice scrofuleux. Dans la première enfance, lorsqu'il
n'existe encore que des signes de la scrofule, des
engorgements des ganglions lymphatiques, et qu'aucun symptôme n'est apparu du côté de la poitrine, il
est déjà temps de prévoir la possibilité de la phthisie,
et de lui opposer un traitement soutenu.

BRONCHITE NÉGLIGÉE. — Tous les médecins s'ac-
cordent à reconnaître aujourd'hui que la bronchite
négligée est la cause la plus fréquente de la phthisie
pulmonaire. Stoll n'a pas craint de dire qu'*un rhume*

négligé est une phthisie commencée. Hufeland éva-
lue au tiers des phthisiques le nombre de ceux dont
la maladie a été occasionnée par une bronchite chronique.

Nous avons dit déjà comment la bronchite chronique pouvait déterminer la phthisie. Nous savons
que dans cette maladie la désassimilation des sels
terreux a lieu par les urines, tandis que la gélatine
est éliminée par le poumon sous forme de cra-
chat, et que les molécules gélatineuses qui, sous
l'influence d'une hypérémie, passent des capillaires
dans le parenchyme pulmonaire, constituent le tubercule à l'état naissant.

ALLAITEMENT PROLONGÉ. — La phthisie survient
souvent après l'allaitement trop prolongé. Le même
résultat s'observe chez les vaches bonnes laitières :
elles succombent presque toutes à la tuberculisation
pulmonaire. Chez ces animaux, on prolonge la lacta-
tion pendant un an et plus, au lieu de six ou sept
mois.

La phthisie succède quelquefois aux affections
pyrétiques : les fièvres intermittentes prolongées, les
fièvres typhoïdes, la rougeole et la variole, etc.

CONTAGION. — Autrefois, les médecins croyaient

à la contagion de la phthisie. Morgagni, qui avait plus
de science que de courage, n'osait pas ouvrir les
cadavres de phthisiques. Aujourd'hui, les médecins
français n'admettent pas la contagion; en Italie et en
Espagne on a une opinion opposée. Laennec et
M. Andral conseillent, comme mesure de prudence,
aux personnes qui vivent avec les phthisiques, de ne
pas coucher dans la même chambre, surtout à une
époque avancée de la maladie. M. Delamare (1), qui
cite quelques cas de contagion, conclut que dans les
circonstances ordinaires la phthisie n'est pas conta-
gieuse, mais qu'elle peut le devenir dans certaines
conditions spéciales, et qu'il convient de ne pas
multiplier les points de contact des sujets sains avec
les phthisiques, tout en donnant à ces derniers les
soins assidus que leur état réclame, et sans nuire au
soulagement qu'ils ont le droit d'attendre de ceux
qui les entourent.

Le fait initial et essentiellement pathogénique qui
domine les causes que nous venons de passer en revue,
c'est toujours le défaut d'équilibre entre la proportion
de la gélatine et des sels terreux qui sont en dissolution dans le sang. En fournissant au liquide nourricier
les éléments nécessaires au développement des os,
nous avons une presque certitude de prévenir la

(1) *Abeille médicale,* 24 janvier 1856.

phthisie. D'autre part, si les granulations gélatineuses
sont déjà déposées dans le parenchyme pulmonaire,
on peut favoriser leur induration et les rendre complétement inertes à l'aide de mon traitement.

III

SYMPTOMES

Nous admettons deux périodes dans la phthisie :
la première comprend la formation et l'évolution des
tubercules; la seconde, le ramollissement et la déli-
quescence de ces agents morbides. Les symptômes
sont fournis par les voies respiratoires, les voies digestives, la fièvre, l'état des ongles, le liséré gingival,
le *psoriasis*.

Nous allons les examiner.

Toux. — Dans la phthisie pulmonaire, la toux
est un des symptômes les plus importants. Quelques

malades toussent peu; chez d'autres, après avoir existé pendant quelque temps, la toux cesse complétement, pour réapparaître dans la dernière période. Voici pour l'exception, car, dans la majorité des cas, elle est très-incommode, revient par quintes, détermine de l'étouffement et des vomissements; elle est surtout pénible pendant la nuit, elle cause des insomnies fatigantes; d'une manière générale on peut dire que la toux est proportionnée à l'intensité de la maladie.

La sensation particulière qui provoque la toux est reçue dans les poumons et surtout à la surface de la membrane muqueuse qui tapisse le larynx et la trachée; de là elle est transmise au cerveau. Le siége et l'agent de transmission, c'est le nerf de la huitième paire de Willis (glosso-pharyngien, pneumogastrique, spinal). On est autorisé à le croire lorsqu'on voit qu'il est le seul nerf cérébral qui se distribue au larynx et aux poumons, et que seul, par conséquent, il peut transmettre au cerveau les sensations de ces organes. La preuve devient irréfragable lorsqu'on sait que la section de ces nerfs paralyse cette sensation, et que les animaux qui ont été soumis à cette vivisection ne toussent plus, quoiqu'on irrite leur larynx ou leurs bronches avec des titillations ou des injections de liquides ou de gaz irritants. La toux est donc une sensation cérébrale.

Lorsque la cause a agi, et que la sensation en a
été transmise au cerveau, cet organe, ainsi averti du
malaise des poumons et du danger que la vie peut
courir, réagit sur les muscles expirateurs au moyen
des nerfs cérébraux; une contraction brusque est
sollicitée, l'air accumulé dans les poumons entraîne,
par un courant rapide, tout corps placé dans les
tuyaux bronchiques.

Il est rare que la toux soit bornée à une seule
secousse; ordinairement il y en a plusieurs, et elles
se succèdent jusqu'à ce qu'elles aient entraîné la
substance qui la détermine, ou que la sensation
morbide qui la provoque se soit amendée. Lorsque la toux se prolonge longtemps, surtout si elle
se répète à des intervalles très-rapprochés, les
muscles expirateurs tombent souvent dans un état
de lassitude extrême, qui ne permet plus au malade de tousser quoiqu'il en ait encore besoin, et
souvent alors ils occasionnent des points très-dou-
loureux dans différentes parties du thorax et de
l'abdomen.

En outre, l'air étant comprimé à chaque effort
de toux, offre une résistance au tissu des poumons, qui se trouve ainsi placé entre deux forces,
l'une active et l'autre passive. Cette compression agit
aussi sur les vaisseaux contenus dans le parenchyme
pulmonaire; le sang qu'ils contiennent est plus vite

exprimé, l'abord du sang veineux est plus difficile, aussi le voit-on refluer de proche en proche jusque dans les capillaires de la face, ce qui occasionne cette congestion et cette bouffissure sanguine des parties supérieures. Enfin lorsqu'une toux quinteuse et opiniâtre empêche le renouvellement de l'air nécessaire à l'hématose, on tousse jusqu'à extinction, c'est-à-dire qu'on arrive à l'asphyxie et à la syncope. Tel est le mécanisme de la toux proprement dite ; comme nous venons de le voir, elle est un phénomène dépendant de l'influence cérébrale, ce qui explique suffisamment l'action sédative des opiacés.

EXPECTORATION. — Au début de la phthisie, la toux est ordinairement sèche ; il survient ensuite une expectoration muqueuse ; les malades croient être affectés d'un simple rhume et ne se soignent nullement. Dans la seconde période, les crachats éprouvent divers changements : ainsi, de blancs et presque salivaires qu'ils étaient, ils deviennent verdâtres, opaques, privés d'air et striés de lignes jaunes qui leur donnent un aspect panaché ; plus tard, les crachats sont arrondis, nummulaires et homogènes. Après s'être montrés plus ou moins longtemps d'un jaune verdâtre, les crachats deviennent d'un gris sale, sanguinolents, ou sont entourés d'une auréole rosée.

A toutes les périodes c'est le matin qu'ils sont le plus abondants.

HÉMOPTYSIE. — L'hémoptysie, ou hémorrhagie pulmonaire, a été observée de tout temps dans la phthisie. Jusqu'ici personne n'a pu en indiquer le mécanisme. M. Louis lui-même reconnaît qu'il est impossible de s'en rendre compte. Nous serons peut-être plus heureux, si nous remontons à la disposition anatomique des vaisseaux pulmonaires et bronchiques relativement aux bronches elles-mêmes.

Dans l'épaisseur du poumon, de même qu'à sa racine, les artères et les veines pulmonaires marchent toujours à côté des tuyaux bronchiques; la communication des artères avec les veines pulmonaires et avec les divisions des bronches est facile à constater : l'injection la plus grossière, poussée avec une force médiocre, passe avec la plus grande facilité des artères dans les veines pulmonaires et dans les bronches (1); les parties enflammées seules paraissent imperméables; les injections poussées par les veines pulmonaires ne passent jamais dans les artères, quoique le premier ordre de ces vaisseaux ne renferme pas de valvules; enfin, les injections poussées dans les tuyaux bronchiques ne passent ni dans les

(1) Cruveilhier, *Anatomie*, t. III, p. 478.

artères, ni dans les veines; les artères et les veines
pulmonaires communiquent avec les artères et les
veines bronchiques. Cette question a été mise hors
de doute par les observations de Haller, Sœmmering,
Reisseisen et Meckel.

Ces faits admis, nous en déduirons les conclusions
suivantes : nous savons que des vaisseaux nouveaux
se forment autour des tubercules; la congestion sanguine, en ce point, doit être nécessairement très-
intense; lorsque les capillaires sont distendus outre-
mesure, le sang se livre un passage à travers les
bronches, et son expulsion constitue l'hémoptysie.

Dans tous les cas de pneumorrhagie non traumatique le poumon est congestionné, et la perte de sang
se produit par le même mécanisme que dans la
phthisie. Au début de la pneumonie, les malades cra-
chent le sang; mais lorsque l'inflammation des poumons est intense, l'expectoration cesse d'être sangui-
nolente. Ce fait confirme les expériences de M. Cruveilhier sur les vaisseaux pulmonaires et ma théorie
de l'hémoptysie.

DYSPNÉE. — Chez les phthisiques, la difficulté de
respirer coïncide ordinairement avec l'apparition de
la toux; elle se traduit par un sentiment d'oppression à la partie moyenne de la poitrine; quelquefois

la gêne de la respiration se fait sentir plutôt d'un côté
que de l'autre.

DOULEURS DANS LA POITRINE. — La tuberculisation
ne détermine aucune douleur par elle-même; il faut
les rapporter soit à des pleurésies partielles, soit à
des névralgies intercostales, qui ont été parfaitement
décrites par Bassereau (1) et par Valleix (2). Ces
douleurs se font sentir au niveau des clavicules et
au-dessous des omoplates.

APHONIE. — L'aphonie résulte de la destruction
des cordes vocales du larynx à la suite d'ulcérations ;
lorsque ces ulcérations sont superficielles, le malade
éprouve de la douleur au niveau du larynx ou le long
de la trachée, une sensation de sécheresse à la gorge,
et enfin de l'enrouement; la dysphonie est un symptôme très-important et qui est presque constant.
M. Czermak (3) est arrivé à fixer par la photographie
les images laryngoscopiques; le diagnostic et le traitement des maladies de l'organe de la voix gagneront
à cette belle découverte.

FONCTIONS DIGESTIVES. — Au début de la phthisie,
l'appétit n'est pas modifié; il diminue avec les pro-

(1) *Thèse de Paris*, 1840.
(2) *Traité des névralgies*. Paris, 1841.
(3) *Académie des sciences*, 25 novembre 1861.

grès de la maladie, et s'anéantit complétement lorsque la fièvre s'allume; la muqueuse gastrique présente alors des lésions plus ou moins profondes qui se traduisent par des nausées, des vomissements bilieux, de la pesanteur, de la chaleur et de la douleur à l'épigastre; la langue se couvre d'une exsudation blanchâtre, mince et facile à enlever. Ces symptômes peuvent être plus ou moins marqués; mais celui qui existe toujours, c'est la diarrhée; elle peut apparaître à toutes les époques de la maladie, et sa cause réside dans les lésions du gros intestin.

FIÈVRE. — La fièvre se montre ordinairement dans la seconde période; elle simule assez bien une fièvre intermittente quotidienne, et c'est à ce moment surtout que les sueurs nocturnes apparaissent.

Dès que la fièvre hectique est établie, l'amaigrissement fait des progrès plus ou moins rapides, selon l'abondance des évacuations. Suivant le tableau tracé par Arétée avec une effrayante vérité : « Le nez est effilé; les pommettes sont saillantes, et leur coloration tranche sur la pâleur du reste de la face; les conjonctives sont luisantes et d'un léger bleu de perle, les joues caves, les lèvres rétractées; le cou paraît oblique et gêné dans ses mouvements; les omoplates sont ailées; les côtes deviennent saillantes, tandis que les espaces intercostaux s'enfoncent; quelquefois la poitrine semble rétrécie, quelquefois même elle l'est réellement. Lorsque la marche de la maladie est lente, le ventre est aplati et rétracté, les articulations semblent plus grosses, les *ongles se recourbent.* »

SUEURS NOCTURNES. — Ces sueurs sont tellement remarquables, qu'on les a considérées de tout temps comme un des symptômes les plus importants de la tuberculose ; elles se présentent pendant le sommeil, le plus souvent le matin, et se manifestent plus particulièrement sur la face, le cou, la poitrine et la paume des mains ; ces sueurs engendrent une soif plus ou moins forte et une vitesse considérable du pouls. C'est surtout à ce moment que l'amaigrissement fait des progrès rapides ; la face pâlit, ainsi que tout le reste du corps, et la coloration rouge des pommettes n'a lieu que pendant les redoublements.

En parlant du traitement de la phthisie, j'indiquerai les moyens qu'on doit opposer aux complications symptomatiques que nous venons de passer en revue.

ÉTAT DES ONGLES. — Depuis Hippocrate, on a remarqué que les phthisiques avaient les ongles recourbés, que l'extrémité de la dernière phalange paraissait gonflée et en forme de massue. Je reconnais avec M. Vernois que cette disposition des ongles n'appartient pas exclusivement à la phthisie, mais on la rencontre chez tous les poitrinaires; il faut donc tenir compte de ce symptôme.

LISÉRÉ GINGIVAL. — Le liséré gingival est un symptôme important et peu connu; c'est un état particulier des gencives qui a été signalé et vivement recommandé à l'attention des médecins par le docteur Thompson (1). Voici en quoi il consiste. Le bord libre des gencives est plus foncé en couleur que les parties voisines, et a un aspect festonné; la largeur de ce liséré est variable : ce n'est quelquefois qu'une ligne très-étroite, ailleurs il a plus de 2 lignes de largeur. A mesure que l'affection avance, et que ses caractères se prononcent davantage, ce liséré prend une couleur qui rappelle le vermillon; habituellement il est prononcé autour des incisives, mais on le voit fréquemment aussi au pourtour des molaires. Dans les cas où il est expressément prononcé, il s'accompagne assez souvent d'une hypertrophie des gencives.

On distingue facilement ce liséré de la rougeur des gencives, qui peut être produite par d'autres causes, à l'aide des caractères suivants : dans la gingivite qui se produit sous l'influence du mercure ou de l'iode, la rougeur est beaucoup plus diffuse, ou, si elle est bornée au bord libre des gencives, elle ne se perd

_____

(1) *Lecture on consumption.*

pas aussi insensiblement dans la coloration des parties voisines.

Lorsque la rougeur des gencives est due uniquement à l'accumulation du tartre, l'aspect irrégulier, comme déchiqueté, du rebord gingival, est un caractère distinctif suffisant.

M. Dutcher, médecin à Énon-Valley (Pensylvanie), a examiné attentivement, depuis huit ans, les gencives de tous les sujets atteints de phthisie pulmonaire qu'il a traités. Sur ces malades, dont le chiffre total est de cinquante-huit, quarante-huit présentaient le liséré en question. Le docteur Dutcher l'a rencontré plus fréquemment chez les hommes que chez les femmes, et il a remarqué qu'il se produisait à une époque moins avancée de la phthisie chez les sujets jeunes que chez les personnes plus âgées. Il précède quelquefois de deux ou trois ans tous les autres symptômes de la phthisie ; mais, le plus souvent, son apparition ne tarde pas à être suivie de l'explosion de la tuberculisation caractérisée. Cinq fois seulement M. Dutcher a vu le liséré se produire à une période avancée de la maladie qui nous occupe.

D'après les observations qu'il a eu occasion de faire, M. Dutcher se croit autorisé à formuler les propositions suivantes :

1° Le liséré gingival de Thompson est un signe infaillible de la diathèse tuberculeuse.

2° Lorsqu'il existe, quelque obscurs que soient tous les autres symptômes, on peut annoncer d'une manière certaine l'apparition prochaine de la phthisie confirmée.

3° Si, dans le traitement des phthisiques, on voit le liséré d'abord existant disparaître sous l'influence de la médication employée, c'est un signe certain d'amélioration, et il est suffisant pour faire porter un diagnostic favorable.

4° Lorsque le liséré, développé d'abord autour des incisives, s'étend graduellement autour des molaires, en dépit du traitement employé, le pronostic est défavorable, et il faut s'attendre à une terminaison rapidement fatale lorsque la coloration du liséré passe du rouge vif au rouge sombre ou pourpre.

5° Lorsque le liséré n'existe pas, on peut espérer, quels que soient les symptômes généraux, que la santé n'a pas reçu une atteinte très-profonde ; que le malade pourra, en employant des remèdes appropriés, recouvrer un état de santé relatif, et que l'on pourra ainsi prévenir ou retarder le développement des tubercules pulmonaires.

PSORIASIS. — Aucun auteur n'a encore parlé du psoriasis qu'on rencontre chez un grand nombre de phthisiques. C'est un symptôme que je considère comme très-important, puisqu'il permet au médecin de reconnaître une affection tuberculeuse commençante chez toute personne qui tousse, alors même que tous les autres caractères viendraient à faire défau t

Le psoriasis des phthisiques se fait remarquer à la face antérieure de la poitrine, aux genoux, mais le plus souvent aux coudes et sur la face dorsale de la main, à l'articulation métacarpo-phalangienne du médius. Dans tous les cas, c'est le psoriasis *discret* (*guttata* de Willan). Pour les malades, c'est une dartre. Il est caractérisé par de petites plaques squameuses qui s'annoncent par une élevure solide, rouge, du volume de la tête d'une épingle, et dont le sommet se couvre bientôt d'une petite écaille sèche d'un blanc mat. Ces plaques sont irrégulièrement arrondies, légèrement proéminentes, surtout vers leur centre, et séparées les unes des autres par des intervalles assez considérables. Lorsqu'on détache les écailles qui recouvrent les plaques, le derme paraît rouge et irrité, et lorsque les squames sont enlevées par des bains, des lotions ou des onctions, le psoriasis apparaît sous la forme de taches arrondies, de deux à quatre lignes de diamètre, d'un rouge brunâtre et légèrement proéminentes.

La solidarité qui existe entre la peau et le poumon implique la nécessité de respecter le psoriasis, dans la crainte d'activer l'affection pulmonaire. Ainsi donc,

toute personne qui tousse et qui est affectée de psoriasis, soit aux genoux, soit aux coudes, doit bien se
garder d'en poursuivre la guérison.

Le psoriasis n'est pas dangereux, et sa disparition
augmente toujours l'affection de poitrine.

IV

DIAGNOSTIC

———

Dans la dernière période de la phthisie, le diagnostic est très-facile ; dans la première période, la difficulté est d'autant plus grande, qu'on se rapproche davantage du début de la maladie. A ce degré de la phthisie, il faut analyser avec soin tous les symptômes, les grouper, étudier leur mode de succession, et s'attacher même à ceux qui paraissent les moins significatifs. Il est très-important de diagnostiquer la maladie dès son début, puisque, sous l'influence de mon traitement, j'ai la certitude d'en obtenir la curation.

Lorsqu'un sujet éprouve depuis quelques semaines une toux sèche, ou qui, lorsqu'elle est humide, provoque l'expulsion de crachats clairs, mousseux et blancs ; si, en même temps, il a des sueurs nocturnes et un peu de gêne de la respiration ; si enfin il a un peu maigri, bien que l'appétit soit conservé et qu'il n'existe ni fièvre ni diarrhée, on doit craindre la phthisie. Ces symptômes peuvent exister pendant un temps plus ou moins long, puis disparaître complétement. Les symptômes précédents étant donnés, si l'on a recours à l'auscultation et à la percussion de la poitrine, on trouve, sous l'une ou l'autre clavicule ou à la région sus-scapulaire, soit une faiblesse, soit une altération quelconque du bruit respiratoire ; si le même point percuté produit un son, même légèrement diminué, on doit croire à l'existence de la phthisie.

L'auscultation de la voix peut être aussi d'un grand secours : si son retentissement est plus prononcé d'un côté que de l'autre, le diagnostic s'élève à un haut degré de certitude. L'hémoptysie survenant dans de pareilles conditions, il n'est pas permis d'élever un doute sur la présence des tubercules dans le poumon. Lorsque l'hémoptysie arrive au milieu des apparences de la santé et qu'on ne peut la rattacher à aucune maladie, elle est un signe très-important, car sur plus de 2400 tuberculeux, M. Louis ne l'a vue manquer qu'une seule fois.

A une époque un peu plus avancée, lors même que
la sonorité de la poitrine n'est pas encore altérée, on
peut noter quelques modifications dans le murmure
vésiculaire : il peut être plus faible ou plus fort, ou
bien c'est l'expiration qui, douce et à peine marquée
à l'état physiologique, devient dure, rude, et se
prolonge de manière à égaler ou dépasser la durée de
l'inspiration elle-même. Cette donnée, qui revient à
Jackson (de Boston) (1), a été considérée comme très-
importante, surtout lorsqu'elle se produit à gauche
sans exister à droite, la bronche droite étant plus
volumineuse que la gauche.

En résumé, lorsqu'on trouve une toux sèche, persis-
tante, sans cause appréciable, des crachats clairs, des
douleurs sur les côtés de la poitrine ou entre les deux
épaules ; s'il y a hémorrhagie pulmonaire, obscurité
du son à la région sous-claviculaire, affaiblissement ou
altération des bruits respiratoires dans le même point,
— le reste de la poitrine étant dans l'état normal, —
si enfin le liséré gingival ou psoriasis de la poitrine
ou des coudes existent, on peut être certain qu'on a
affaire à un sujet dont le poumon renferme des tubercules à l'état de crudité.

Dans la seconde période, le diagnostic est très-
facile, parce que tous les symptômes sont nettement

(1) *Mémoires de la Société méd. d'observ.*, t. I. Paris.

accusés. Les crachats, l'amaigrissement, la diarrhée, les ongles, fournissent des signes très-importants ; l'auscultation et la percussion donnent des signes positifs : la matité, remplacée quelquefois par une exagération du son pulmonal quand la caverne est superficielle ; le bruit de pot fêlé, le gargouillement, la respiration caverneuse, la pectoriloquie, et, quand l'excavation est considérable, la respiration amphorique et le tintement métallique.

C'est à cette époque qu'on rencontre les ulcérations du larynx et de l'épiglotte ; ces lésions, qui causent la dysphonie, sont dignes d'attention, puisque, à peu d'exceptions près, elles ne se montrent que dans le cours de la phthisie pulmonaire. Pendant la première période, les règles sont moins abondantes chez les jeunes filles et chez les femmes ; pendant la dernière période elles disparaissent complétement, et il est dangereux de vouloir les rappeler, car ce serait ajouter une nouvelle cause de faiblesse à un état permanent de déperdition des forces.

Il faut noter aussi chez tous les phthisiques la sérénité de l'esprit, l'insouciance pour tout ce qui concerne la santé, le refus de croire à la phthisie, et la manie de faire des projets d'avenir.

V

TRAITEMENT

« Lorsqu'on entreprend le traitement d'une phthi-
» sie pulmonaire, dit Hufeland (1), il ne faut pas,
» comme font la plupart des médecins, se laisser
» dominer par l'idée que la guérison présente peu
» de chances, car un pareil doute brise le courage,
» paralyse les ressources de l'esprit, et éteint jusqu'au
» désir de rien entreprendre. On doit, au contraire,
» se persuader que *toute phthisie, même la puru-*
» *lente, est curable.* Ainsi, ne perdons jamais ni l'es-

(1) *Manuel de méd. prat.*, p. 800.

» pérance ni le courage, et faisons tout ce qui dépend
» de nous pour atteindre le but. »

Encouragé par ces conseils, partis d'un noble cœur,
je me suis mis à l'œuvre, et les succès que j'ai obtenus me font une obligation de persévérer dans la voie
que je me suis tracée.

Je n'ai pas la prétention de guérir tous les phthisiques qui suivront mon traitement, mais je suis
convaincu, par l'expérience, que j'en guérirai ou
soulagerai un plus grand nombre que par les moyens
employés jusqu'à ce jour.

Lorsque la maladie est arrivée à sa dernière période, alors que l'absorption des substances médica-
menteuses ou nutritives ne peut plus s'effectuer, il est
bien évident que mon traitement sera impuissant.
J'engage les médecins à l'essayer à la première période, et ils verront qu'on peut obtenir des guérisons.

Pour bien saisir la portée théorique de ma méthode
curative et prophylactique, je crois qu'il est indis-
pensable de rappeler les traitements qui ont été préconisés jusqu'à ce jour. Le simple examen prouvera
qu'ils ne reposent sur aucune donnée intelligente de
la maladie qui nous occupe, et qu'ils sont presque
tous des remèdes empiriques.

Ce sont :

Les saignées, les sangsues, employées par Broussais, et dont on a tant abusé ; loin de guérir les

malades, elles hâtent la marche de l'affection. Il en
est de même des vésicatoires, des cautères, des sétons
et des moxas.

Les purgatifs, reconnus après expérience, comme
inutiles et même nuisibles.

Le chlore en fumigation, qui excite la toux, provoque les hémoptysies et allume la fièvre.

L'expérience n'a reconnu aucune utilité au sous-
carbonate de potasse proposé par M. Pascal (de Strasbourg), ni au sel ammoniac donné par le docteur
Cless (de Stuttgard), ni à la digitale, ni à l'acide
cyanhydrique, ni à la compression de la poitrine. Le
protoiodure de fer, préconisé par E. Dupasquier (de
Lyon), n'a été reconnu par M. Louis d'aucune espèce
d'utilité; on n'a jamais obtenu de guérison avec
l'émétique à faible dose prôné par M. Bricheteau, ni
avec l'iode, ni avec les iodures, qui sont très-efficaces
dans la scrofule, ni avec l'arsenic, qui réussit si bien
dans les romans.

Avicenne conseillait le sucre comme palliatif de la
phthisie. Un médecin américain, le docteur Cal-
wright (1), prétend avoir guéri des phthisiques avec
la même substance : il envoie ses malades passer
plusieurs heures par jour dans une fabrique de sucre.
Il dit que les vapeurs sucrées qui en émanent pro-

(1) *Revue de thérap.*, avril 1853.

duisent presque instantanément l'enrayement de la phthisie. Si ce moyen n'est pas efficace, il a au moins le mérite d'être facile et agréable.

M. Beau (1), n'ayant pas rencontré de phthisiques chez les ouvriers qui manient le plomb, a conçu l'idée de combattre la diathèse tuberculeuse par l'empoisonnement saturnin. M. Beau fait administrer des pilules contenant 10 centigrammes de céruse, et, par une augmentation rapide, il est arrivé à en donner huit par jour. On en suspend l'usage ou l'on en diminue la dose aussitôt qu'il se manifeste de l'arthralgie, ou à l'apparition du liséré, de l'analgésie, et du teint ictéroïde, qui caractérisent le premier degré de l'empoisonnement par le plomb. M. Beau peut avoir raison, mais je me suis bien gardé d'employer ce genre de médication.

L'Académie de médecine de Turin vient de couronner un mémoire du docteur Parola, qui regarde le seigle ergoté comme l'agent le plus actif dans le traitement de la phthisie. M. Parola administre l'ergot de seigle en poudre, à la dose de 2 grammes par jour, en ayant soin de suspendre le médicament pendant quarante-huit heures, après chaque période de quatre ou cinq jours de son administration.

L'ergot de seigle peut être utile dans l'hémoptysie,

_____

(1) *Union médicale*, juin 1859.

il peut encore agir dans la phthisie en diminuant les battements du cœur, en prévenant la congestion pulmonaire, mais de là à la guérison il y a bien loin.

Je citerai pour mémoire l'huile de naphte, employée en Angleterre par le docteur Hastings et Wilson; le caoutchouc par M. Haller, de Presbourg (une circonstance qui ferait croire au peu d'efficacité de ce moyen, c'est que le caoutchouc n'est nullement absorbé); l'oxygène naissant, la vapeur de charbon, l'aconit, les semences de *phellandrium aquaticum*, le chlorure de sodium proposé par M. Amédée Latour; le goudron, la ciguë, la conicine, etc., etc.

Les moyens les plus répandus aujourd'hui sont l'huile de foie de morue, l'iode, les escargots et les eaux minérales naturelles.

HUILE DE FOIE DE MORUE. — L'huile de foie de morue, qui est employée de temps immémorial en Angleterre, en Hollande, en Westphalie et sur tout le littoral du nord de l'Allemagne dans le traitement du rhumatisme et du rachitis, fut essayée dans la phthisie par M. Pereira (de Bordeaux); M. Trousseau a répété les expériences de M. Pereira, et cet habile médecin n'a reconnu d'amélioration notable que dans un très-petit nombre de cas.

On croit avoir tout fait lorsqu'on a ordonné de l'huile de foie de morue à un phthisique. Il semble

que ce soit le dernier mot de la médecine moderne,
et pourtant les praticiens savent très-bien que cet
affreux médicament n'a jamais guéri personne, qu'il
provoque la diarrhée, enlève l'appétit, et qu'il n'offre
en réalité aucune compensation sérieuse au dégoût
qu'il occasionne.

IODE. — L'iode porté dans les ramifications bronchiques par de fortes aspirations, est, d'après M. Danger (1), de tous les corps connus celui qui présente
les conditions les plus favorables au traitement de la
phthisie. Dans son travail, M. Danger s'efforce de
prouver que la propriété déshydrogénante de l'iode
décompose les matières organiques avec lesquelles il
est en contact.

M. Piorry (2) recommande aussi les inspirations
d'iode et l'administration à l'intérieur de l'iodure de
potassium.

J'ai employé très-souvent l'iode et l'iodure de potassium, et toujours sans succès. Dans quelques cas la
phthisie semblait enrayée : ainsi la toux, la fièvre et
les sueurs disparaissaient, mais, hélas ! pour peu de
temps, et lorsque je croyais toucher au but, les accidents revenaient avec plus d'intensité, la fonte tuberculeuse était activée, et la mort arrivait rapidement.

(1) *Académie de médecine*, 9 août 1853.
(2) *Clinique de la Pitié*, 1853.

L'iode favorise la formation des cavernes, et je crois que sa présence dans ces excavations, si toutefois sa vapeur y pénètre, loin de déterminer leur cicatrisation, active la désorganisation du poumon. Je pense donc que l'emploi de l'iode doit être banni du traitement de la phthisie, mais qu'on peut l'utiliser dans les laryngites et dans certaines bronchites : dans ces affections, la muqueuse pharyngo-bronchique peut être heureusement modifiée.

Des praticiens célèbres, dont je vois souvent des ordonnances, ont sans doute compris les dangers de l'iode à l'intérieur, puisqu'ils se contentent maintenant de badigeonner la poitrine, avec la teinture de ce métalloïde, et de faire prendre de la térébenthine dans le but de cicatriser des cavernes.

Il est permis de considérer ces ordonnances comme de véritables déclarations d'incompétence.

ESCARGOTS. — Après vingt-huit années de pratique, dont seize passées à l'hôpital de Mataro, le docteur Joachim Pascal a reconnu que le traitement qui lui avait fourni les plus heureux résultats était le mucilage d'escargots à haute dose. Dans les cas désespérés, il fait prendre au malade un escargot cru, et il va ainsi progressivement jusqu'à en faire manger trente en une seule fois. « Qui n'a pas expérimenté l'usage thérapeutique de ces mollusques, dit ce médecin espagnol, ne peut croire aux effets salutaires qu'ils produisent dans ces cas graves. » Il a vu les diarrhées colliquatives cesser comme par enchantement, et les symptômes les plus alarmants disparaître avec rapidité. Cette médication a fourni au docteur Pascal des succès qu'il n'a jamais obtenus par les moyens préconisés dans ces derniers temps, tels que les inspirations de vapeurs iodées et chloro-iodées, l'éther hydriodique, les préparations de brome, l'huile de foie de morue, l'iodure d'amidon, etc.; dans la plupart des cas, il n'a guère eu à se louer de tous ces médicaments.

EAUX MINÉRALES. — Les eaux minérales sont utiles dans la bronchite chronique et très-nuisibles dans la phthisie pulmonaire.

Lorsqu'on veut traiter une maladie de poitrine par les eaux minérales, le diagnostic ne devrait pas être porté à la légère, comme cela se pratique généralement, parce que c'est souvent pour le malade une question de vie ou de mort.

Je le répète, les eaux minérales produisent d'excellents résultats dans la bronchite chronique, — nous y reviendrons plus loin; — mais chez les phthisiques, même chez ceux qui ont des tubercules à l'état latent, elles déterminent des hémoptysies et

mettent le feu aux poudres, si je puis m'exprimer
ainsi.

Je sais bien que Bordeu, et même d'autres médecins instruits, ont constaté des guérisons de la con-
somption pulmonaire à l'aide des eaux des Pyrénées ;
mais comme ce sont des faits très-rares, je dis qu'il
faut être très-réservé dans l'emploi d'un moyen qui
peut être dangereux et qu'on doit toujours s'en
abstenir si le diagnostic est douteux.

En exposant ma méthode curative, je reviendrai
sur l'action thérapeutique de l'huile de foie de morue, des escargots et des eaux minérales, qui jusqu'ici ont été employés empiriquement. Je montre-
rai leur véritable mode d'action sur les tubercules,
et l'on verra que les succès obtenus avec ces divers
agents sont une justification complète de ma théorie
et de mon traitement de la phthisie par la POUDRE
SALINO-CALCAIRE.

POUDRE SALINO-CALCAIRE. — La nature est toujours
et essentiellement réparatrice ; ce n'est qu'en l'imi-
tant ou en lui venant en aide qu'on peut obtenir la
guérison des maladies.

Dans la phthisie, cette loi de réparation se traduit
par l'induration des tubercules, ce qui les rend inertes
et inoffensifs, et par la cicatrisation des cavernes.

Que doit-on faire lorsqu'on se trouve en présence

d'un phthisique ? Doit-on favoriser la fonte des tubercules, hâter la formation des cavernes et la mort ?
ou doit-on suivre la voie tracée par la nature, c'est-
à-dire chercher à obtenir l'induration de la matière
tuberculeuse, en fournissant au sang les matériaux
propres à cette transformation ? J'ai adopté sans
peine cette dernière idée, et, après de nombreux
essais, je suis arrivé à formuler un traitement qui
m'a donné des résultats extraordinaires.

Sous le nom de POUDRE SALINO-CALCAIRE, j'ai réuni
des substances bien connues en médecine, mais qu'on
n'avait pas encore employées dans le traitement de
la phthisie. Ces substances, qui sont exactement celles
qu'on rencontre dans les *os* et dans les *tubercules*,
sont d'une innocuité reconnue, d'une administration
très-facile, et c'est à bon droit qu'on peut dire de
leur action : *Similia similibus curantur.*

Voici la composition de cette poudre :

Phosphate de chaux.
Carbonate de chaux.
Bicarbonate de soude.
Lactate de fer (1).

(1) Dans les éditions précédentes, j'avais donné les doses des substances qui entrent dans la composition de ma poudre. Je crois devoir
les supprimer aujourd'hui, pour épargner aux malades et aux médecins les inconvénients qui résultent de préparations insuffisantes et
de contrefaçons grossières. Tous les médicaments que j'indique dans
cette édition portent l'étiquette de la pharmacie du Château-d'Eau,
ceux qui en seraient dépourvus doivent être rejetés.

J'ai confié la préparation de cette poudre et des autres remèdes que j'emploie dans la phthisie et la bronchite, à M. le docteur Servaux, pharmacien à Paris, 72, rue du Château-d'Eau.

Les éléments qui constituent ces divers médicaments sont fabriqués avec le plus grand soin par ce chimiste distingué.

Le phosphate de chaux que j'emploie se dissout rapidement et complétement dans l'eau légèrement acidulée ; or, les sucs de l'estomac étant franchement acides, le phosphate peut donc s'y dissoudre et devenir facilement absorbable.

Le mémoire présenté à l'Académie, le 7 avril 1856, par M. A. Milne Edwards, et les recherches expérimentales de M. Gosselin à l'hôpital Cochin, prouvent d'une manière péremptoire que le phosphate de chaux est porté dans le torrent de la circulation, qu'il accélère le travail d'ossification dans les cas de fracture, et que ce sel n'exerce aucune action fàcheuse sur l'économie. Ces messieurs employaient le phosphate de chaux provenant de la calcination des os ; ce sel est très-peu soluble, tandis que celui qui entre dans la POUDRE SALINO-CALCAIRE est d'une solubilité très-grande, et par conséquent d'une assimilation très-facile.

Le phosphate de chaux est également très-soluble dans l'eau chargée d'acide carbonique : on sait que

des lames d'ivoire, enfermées dans des bouteilles
d'eau de Seltz, s'y ramollissent en vingt-quatre
heures, tout comme dans l'acide chlorhydrique
dilué. Cette propriété explique, d'après MM. Dumas
et Lassaigne (1), le transport du phosphate de chaux
dans les plantes. Elle explique comment les os se
désagrégent et se dissolvent, abandonnés sur le sol,
sous l'influence prolongée de l'eau de pluie chargée
d'acide carbonique ; elle montre comment, dans
l'économie animale, les os peuvent se redissoudre par
l'action du sang veineux, qui est si riche en acide
carbonique.

M. Chossat nourrit des pigeons avec des grains
choisis un à un, de manière à supprimer les substances
minérales de l'alimentation, et il remarque que les
os de ces oiseaux deviennent minces et fragiles, tandis
que si on leur donne en même temps des sels calcaires,
il n'arrive rien de semblable.

D'après ce qui précède il est facile de comprendre
que le phosphate de chaux ingéré est d'abord dissous
par le suc gastrique, et qu'ensuite il est tenu en dissolution dans le sang à l'aide de l'acide carbonique que
ce liquide contient.

Dans la composition de ma poudre nous voyons
figurer le bicarbonate de soude, tandis que dans les

(1) *Académie des sciences*, 30 novembre 1846.

analyses que nous avons données des os et des tubercules, nous trouvons de l'hydrochlorate de soude. Je
vais expliquer ce fait, et prouver qu'en donnant du
bicarbonate de soude, le malade absorbe réellement
de l'hydrochlorate de cet oxyde. Pour M. Lambossy (1),
le bicarbonate de soude, mis en contact avec l'acide
hydrochlorique de l'estomac, est transformé en hydrochlorate de cette base, et l'économie reçoit alors de
l'hydrochlorate de soude.

Si l'on se demande pourquoi l'huile de foie de
morue, les escargots et les eaux minérales modifient
et guérissent quelquefois la phthisie pulmonaire, il
est bien facile de répondre.

L'huile de foie de morue et toutes les huiles de
poisson doivent leur propriété curative au phosphate
de chaux qu'elles contiennent, et non pas à la petite
quantité d'iode qu'on y rencontre ; car toutes les huiles
végétales plus ou moins iodées ne fournissent aucun
résultat dans le traitement de la phthisie, tandis que
dans la scrofule elles sont des succédanées des huiles
de morue.

Quant aux escargots et aux autres coquillages
employés à haute dose, on ne peut raisonnablement
admettre leur action sur la marche des tubercules

(1) *Considérations physico-chimiques relatives à l'absorption des
médicaments minéraux*, thèse. Strasbourg, 22 avril 1836.

qu'à la condition de reconnaître l'influence du phosphate et du carbonate de chaux que ces animaux contiennent en très-grande quantité.

Les eaux minérales tiennent en dissolution des
phosphates et des carbonates calcaires, et si leur
efficacité n'est pas certaine dans la phthisie, c'est que
la proportion de ces sels n'est pas assez considérable,
et que les autres principes qui les caractérisent pos-
sèdent des propriétés assez excitantes pour détruire
les bénéfices obtenus par l'assimilation des sels terreux.

Le traitement que je viens d'indiquer pour obtenir
l'induration des tubercules doit être employé, même
lorsqu'il y a des cavernes dans le poumon. En effet,
les cavernes existent toujours concurremment avec
des tubercules en plus ou moins grand nombre ; il
faut donc prévenir le ramollissement de ces derniers,
et chercher à obtenir la cicatrisation des excavations
pulmonaires. Si l'on se rappelle que ces excavations
sont tapissées par une membrane sécrétante, qui reçoit
des vaisseaux nombreux, on comprendra facilement
que, sous l'influence de la POUDRE SALINO-CALCAIRE,
cette membrane, qui a déjà de la tendance à revêtir
la forme semi-cartilagineuse, subisse une transformation qui la mette à l'abri de toute désorganisation.
Lorsque cette membrane est ainsi modifiée, les parties
du poumon qui enveloppent la cavité ne peuvent plus

être détruites, et leurs mouvements d'expansion, en rapprochant les parois des excavations , facilitent l'oblitération des cavernes.

Dans la dernière période de la phthisie, comme il faut obtenir beaucoup, en peu de temps, j'administre avec avantage de la *silice en gelée* mêlée à la poudre salino-calcaire.

TRAITEMENTS DE QUELQUES ACCIDENTS. — L'hémoptysie, les douleurs de poitrine, la diarrhée et les sueurs nocturnes sont des accidents qui réclament un traitement spécial.

Chez le grand nombre de personnes qui ont suivi mon traitement, je n'ai jamais eu à constater d'hémoptysie, même chez celles qui en avaient eu déjà. Le traitement le plus efficace c'est le perchlorure de fer dont on règle facilement les doses.

Je combats les douleurs thoraciques par les ventouses scarifiées ou par de petits emplâtres de thapsia, selon que les douleurs résultent d'une phlegmasie pleurale ou d'une névralgie intercostale.

La diarrhée se présente rarement lorsqu'on fait usage de la poudre salino-calcaire ou de la silice; mais lorsqu'elle persiste, j'emploie avec succès des pilules auxquelles j'ai donné le nom de *pilules anti-rhéiques,* le malade en prend de trois à six par jour.

J'ai toujours vu les sueurs résister aux moyens

ordinaires, qui sont : le sous-acétate de plomb, conseillé par M. Fouquier, l'agaric blanc et le quinquina.

Au moment du coucher, je fais prendre, dans un demi-verre d'eau sucrée, un paquet de *poudre contre les sueurs*. Cette poudre a pour effet, non-seulement de prévenir les sueurs, mais encore de prédisposer au sommeil et de calmer la toux. Elle réussit toujours, et à toutes les périodes.

Lorsqu'il y a douleur de gorge, je conseille un gargarisme au chlorate de potasse.

MODE D'ADMINISTRATION DE LA POUDRE SALINO-CALCAIRE. — Aux adultes, je fais prendre deux cuillerées à café de POUDRE SALINO-CALCAIRE par jour : l'une, le matin, et l'autre entre les deux repas. Chaque cuillerée à café de poudre est délayée dans un demi-verre d'eau sucrée, à laquelle on ajoute une cuillerée à café d'eau cohobée de laurier-cerise.

Pour prévenir la phthisie chez les enfants issus de tuberculeux ou dont la croissance est trop rapide, et chez ceux qui présentent les attributs du vice scrofuleux, chez les femmes qui nourrissent et surtout chez celles qui ne sont pas robustes, je conseille une seule cuillerée à café de POUDRE SALINO-CALCAIRE en deux ou trois fois dans la journée. Ce traitement doit être suivi pendant longtemps, et il est avantageux de le suspendre un jour ou deux s'il détermine de la constipation, et d'administrer alors un peu de rhubarbe.

Ce traitement a pour but non-seulement de prévenir le dépôt de granulations gélatineuses dans le poumon, mais encore d'arrêter le développement des tubercules dont nous sommes presque tous atteints. D'après les recherches consciencieuses de M. E. Boudet, on sait que sur 7 personnes on en rencontre 6 dont les poumons offrent à l'autopsie des tubercules à l'état latent et en trop petit nombre pour exercer pendant la vie une influence fâcheuse sur la santé générale.

La POUDRE SALINO-CALCAIRE est encore indiquée dans toutes les affections où l'huile de foie de morue est administrée : elle est plus active et bien moins désagréable que les huiles de poisson ; elle réussit parfaitement aussi dans les cas de chloro-anémie, dans les convalescences longues, dans la scrofule avec ramollissement des os, dans la carie et dans la gravelle oxalurique.

GUÉRISON

DE LA

BRONCHITE CHRONIQUE

Il périt plus d'hommes du catarrhe que de la peste.

(TISSOT.)

Bronchite, catarrhe des bronches, catarrhe pulmonaire, sont des expressions équivalentes, qui toutes indiquent l'inflammation de la membrane muqueuse des bronches.

Comme toutes les autres phlegmasies, la bronchite est aiguë ou chronique. Sous l'une ou l'autre forme, une partie ou la totalité des bronches peuvent être le siége de l'inflammation.

CAUSES. — Parmi les causes occasionnelles de la bronchite, nous signalerons en première ligne l'impression subite ou prolongée du froid, et surtout du froid humide, lorsque le corps est échauffé. Ce refroidissement, en supprimant les fonctions de la peau, détermine sur la muqueuse bronchique une sécrétion anormale ; par conséquent cette maladie résulte d'un antagonisme ; elle est un reflet, un transport de la fonction cutanée aux poumons.

En seconde ligne, nous indiquerons une constitution délicate, une vie molle et sédentaire, d'où résulte une susceptibilité plus vive aux changements de température. Les personnes qui ont de l'embonpoint et qui par conséquent suent facilement, sont très-exposées à contracter cette phlegmasie.

Symptômes. — Dans sa forme la plus simple, la bronchite est désignée par le nom de *rhume*. Cette indisposition succède ordinairement au *coryza*. Ses symptômes sont un peu d'enrouement, une toux peu forte, à peine douloureuse, une expectoration de quelques crachats grisâtres ou spumeux. Il n'y a, en général, ni malaise, ni fièvre ; pourtant l'appétit est un peu diminué ou bien les aliments paraissent moins sapides. L'exposition au froid en est la cause la plus fréquente. Elle disparaît ordinairement au bout de quelques jours ; d'autres fois elle se prolonge pendant un temps plus ou moins long.

Les prodromes de la bronchite sont : lassitudes

spontanées, pesanteur de tête, faiblesse générale, bouffées de chaleur alternant avec des frissons, coryza, douleur à la gorge. Lorsque la maladie est déclarée, ses symptômes sont : une toux fréquente, un sentiment de chaleur et de douleur diffuse dans la poitrine, une expectoration de crachats muqueux, un mouvement de fièvre plus ou moins intense.

La toux est de tous les symptômes le plus remarquable et le plus incommode. Elle se produit ordinairement sous forme de quintes, pendant lesquelles le malade éprouve dans toute la poitrine, surtout derrière le sternum, une sorte de déchirement. En même temps la tête est si douloureuse, qu'il semble au malade que le crâne va s'entr'ouvrir, la face est vultueuse, les yeux sont larmoyants. Les secousses imprimées à l'épigastre y déterminent des douleurs plus vives que celles du thorax ; des nausées et des vomissements ont souvent lieu. Ces quintes sont suivies de l'expectoration d'un mucus clair et écumeux, offrant parfois de légères stries de sang. Elles se montrent à des intervalles inégaux, tantôt sans cause apparente et tantôt sous l'influence du froid, par l'accumulation de mucosités dans les bronches ou par le changement de position. La quinte terminée, le malade éprouve encore pendant quelques instants des douleurs dans la poitrine, vers les attaches diaphragmatiques et à la tête, la respiration et le pouls sont accélérés; il éprouve de l'oppression, de la sueur et une fatigue générale qui s'amendent peu à peu.

Dans la bronchite, l'oppression n'est bien prononcée que pendant et après les quintes; ce moment passé, il semble au malade qu'il a un poids derrière le sternum, et que l'air pénètre difficilement dans les bronches. Cette sensation est surtout marquée dans le redoublement du soir; souvent alors le passage de l'air dans les poumons produit un bruissement parfaitement appréciable, même à distance.

Au début de la maladie, la toux est sèche, bientôt elle devient humide, alors elle donne lieu à l'expectoration laborieuse et souvent convulsive d'une matière séreuse, âcre ou salée, et mêlée à une sorte d'écume blanchâtre. Cette matière, qui devient plus épaisse et plus abondante de jour en jour, est filante et visqueuse. A une époque plus avancée de la maladie, l'expectoration diminue de qualité, mais sa consistance augmente. Quand l'affection est arrivée à sa dernière période, les crachats sont blancs, jaunes ou verdâtres; par leur cohérence, ils restent distincts dans le vase où ils sont rejetés; ils adhèrent à ses parois ou nagent sur une mucosité plus ou moins trouble. L'appétit est nul, la langue saburrale, la bouche pâteuse, la soif peu vive en général; le pouls est fréquent, la peau chaude et halitueuse, l'urine rare et de couleur foncée, jumenteuse, selon l'ex-

pression consacrée, et contient du phosphate de chaux
en grande proportion.

Le matin, après une série de quintes, l'expectoration a lieu, les crachats sont très-épais et sans vis-
cosités.

Dans la bronchite chronique très-ancienne, il
n'existe ordinairement aucune douleur de poitrine.
La respiration est assez libre au repos; cependant
quelques malades éprouvent une dyspnée habituelle,
qui augmente par l'exercice et se montre quelquefois
sous forme d'accès semblables à ceux qu'on remarque
dans l'asthme. Cette gêne de la respiration résulte de
l'épaississement de la muqueuse bronchique ou de la
dilatation des bronches elles-mêmes.

A ces symptômes nous joindrons ceux qui sont
fournis par l'examen de la poitrine. Ils sont généralement négligés par la plupart des médecins, et
cependant ils ont, au point de vue du diagnostic dif-
férentiel, une très-grande importance. Lorsqu'on
percute la poitrine d'une personne atteinte d'oppression et de toux, et que le son rendu est clair, quoique
le phénomène soit négatif, il n'en constitue pas
moins un signe essentiel. On sait alors que la bronchite est dénuée de complications et qu'on n'a à
redouter ni pneumonie, ni phthisie intercurrentes.
Si l'on vient à appliquer l'oreille sur le thorax, avec
ou sans stéthoscope, on perçoit des modifications

dans le bruit que produit l'air en traversant les con-
duits bronchiques.

Au début de la maladie, on entend quelquefois un
râle sonore, grave, plus rarement un râle sibilant.
Lorsque l'exhalation pulmonaire, d'abord supprimée,
se rétablit et augmente, le râle prend peu à peu le
caractère que Laennec a décrit sous le nom de râle
muqueux, et qui semble résulter du déploiement des
mucosités par la colonne d'air inspirée et expirée ; il
est souvent accompagné de râle sibilant, et quelquefois de ronchus grave.

Le murmure vésiculaire s'entend encore ; mais il
offre maintes fois moins d'intensité que dans l'état
normal, il est même masqué dans différents points,
en vertu de l'occlusion passagère des bronches par
les crachats. Mais dès que ceux-ci sont déplacés,
soit spontanément, soit après des efforts de toux, le
bruit respiratoire reparaît.

Lorsque la mort survient dans le cours d'une
bronchite aiguë ou chronique, elle résulte toujours
de ce que la phlegmasie s'est propagée aux petites
ramifications des bronches (bronchite capillaire), ou
au parenchyme pulmonaire (pneumonie) ; ou bien
encore lorsque les forces ne suffisent plus pour
expulser les mucosités, ces dernières s'accumulent
dans l'arbre aérien, font obstacle à l'entrée de l'air
et déterminent la mort par asphyxie.

A l'ouverture du corps des personnes qui succombent à cette maladie, on trouve la muqueuse
bronchique d'un rouge plus ou moins prononcé,
disposé par plaques, par points, par zones ou par
arborisations; cette rougeur se montre tantôt dans
les grosses bronches, tantôt dans les ramuscules seulement. La membrane muqueuse est souvent épaissie,
particulièrement dans les petites divisions; souvent
elle est ramollie et grenue.

DIAGNOSTIC. — Il est quelquefois bien difficile
d'établir le diagnostic de la bronchite chronique. La
durée seule de la maladie peut permettre de distin-
guer la bronchite chronique d'avec la dernière
période de la bronchite aiguë. Dans l'un et l'autre
cas, le mouvement fébrile, la nature de l'expectoration sont identiquement les mêmes, l'âge seul de la
maladie est différent.

Lorsque les bronches sont oblitérées, la respiration
est suspendue dans une certaine étendue du poumon:
on pourrait croire alors à l'existence d'un épanche-
ment pleurétique; mais la percussion, qui donne un
son clair dans la bronchite avec oblitération des bronches, donnera un son mat dans la pleurésie, qui pré-
sentera, en outre de l'égophonie, une respiration
bronchique et l'augmentation de volume du côté
malade de la poitrine.

Si la dilatation des bronches complique la bronchite, les signes sont du gargouillement, du souffle
caverneux, de la pectoriloquie, tous phénomènes
qu'on rencontre lorsque le poumon présente des excavations tuberculeuses. Mais ici encore, la percussion
acquiert une valeur de diagnostic très-importante :
en effet, dans la phthisie, le mode d'exploration donnera un son mat ou le bruit de pot fêlé ; tandis que
le son restera clair, ou sera peu obscurci, au niveau
de la dilatation bronchique, parce que le parenchyme
pulmonaire qui l'entoure ne sera pas induré par la
présence de tubercules.

Enfin, l'hémoptysie ne précède jamais la bronchite,
tandis que dans la phthisie elle se montre presque
constamment.

TRAITEMENT. — A chaque maladie il faut une médication spéciale, et tant que l'indication n'est pas rem-
plie, la résistance morbide est inévitable. Cet axiome
peut surtout s'appliquer à la bronchite chronique,
qui est considérée, à juste titre, par les malades et
les médecins, comme une affection rebelle aux
moyens ordinaires.

Voulant essayer contre cette maladie le traitement
qui me donnait de si bons résultats dans la phthisie
pulmonaire, et d'autre part, connaissant l'innocuité de
ce même traitement, j'ai employé avec le plus grand

succès, chez des personnes atteintes de bronchite chronique, la poudre salino-calcaire, l'eau cohobée de laurier-cerise et les emplâtres de thapsia.

Les deux observations que je donne à la fin de ce travail auront plus de poids dans l'esprit de mes lecteurs que tout ce que je pourrais dire sur ce sujet.

Les eaux minérales prises concurremment avec la poudre salino-calcaire, produisent d'excellents effets. Les eaux les plus efficaces sont celles de Bonnes, de Cauterets, d'Amélie-les-Bains, du Vernet, d'Allevard et du Mont-Dore, en France; d'Ems, de Francesbad, de Soden, de Weilbach, en Allemagne ; de Peuti-couse, en Espagne.

INSPIRATION D'AIR FROID. — Lorsque les quintes de toux sont trop violentes, à l'exemple du docteur Drake (de New-York) (1), j'engage le malade à faire des inspirations d'air froid, en même temps j'excite une action révulsive à la surface du corps. Je fais placer le malade dans un lit bien chaud, ou je le fais mettre dans un bain à la température de 35 degrés centigrades. Au moyen d'un tube, je lui fais respirer l'air atmosphérique, qui, après avoir traversé un appareil spécial garni de glace, est descendu à la température de 8 à 4 degrés au-dessus de zéro.

(1) *The Americ. Journal of the med., sciences*, may 1828.

Je fais continuer ainsi l'inspiration de l'air froid pendant une heure environ, une ou deux fois par jour. Cette médication est surtout avantageuse pendant la saison chaude : lorsque l'air inspiré est au-dessous de 10 degrés, les malades éprouvent constamment une sensation agréable de fraîcheur dans la poitrine, accompagnée parfois d'un sentiment de douleur modérée dans les muscles de l'épaule. Si le pouls est fréquent, il diminue graduellement de vitesse, au point d'être réduit à 12 ou 10 pulsations par minute.

Ce moyen calme la toux instantanément, et, au bout de deux ou trois jours, sa fréquence est diminuée au moins de moitié. L'expectoration est rendue plus libre et plus facile, la chaleur de la poitrine est plus supportable, et la peau elle-même devient plus souple et plus douce au toucher.

Dans la dernière période de la phthisie, lorsque les malades accusent un sentiment de brûlure dans la poitrine, j'ai employé quelquefois l'air froid, et toujours j'ai vu les inhalations provoquer sur-le-champ un soulagement marqué et un sentiment de bien-être inexprimable.

OBSERVATIONS

PREMIÈRE OBSERVATION.

Phthisie héréditaire.

M. C. R..., âgé de dix-huit ans, rue Lafayette, n° 113. Son père et sa mère sont morts phthisiques, son frère aîné est aussi atteint de cette maladie. Chez le jeune homme la toux existait depuis plusieurs mois, des hémoptysies s'étaient montrées à plusieurs reprises, la faiblesse et l'amaigrissement faisaient des progrès rapides malgré l'huile de foie de morue. Le 8 avril 1863, l'examen de la poitrine ne laissant aucun doute sur la présence de tubercules dans les deux poumons, j'ai administré matin et soir une cuillerée à café de poudre salino-calcaire et une cuillerée à café d'eau cohobée de laurier-cerise, dans un demi-verre d'eau sucrée.

Au bout d'un mois, le malade ne toussait plus et
les forces étaient revenues; il se crut guéri et aban-
donna son traitement. Deux semaines après, la toux
commençant à se manifester de nouveau, mon traitement fut repris et continué pendant deux mois. Aujourd'hui, 20 janvier 1864, ce jeune homme est parfaitement guéri, et il y a plus de neuf mois qu'il ne
fait plus de médication.

DEUXIÈME OBSERVATION.

Phthisie. — Cavernes. — Amélioration rapide.

Madame la comtesse de F..., âgée de quarante-
sept ans. Ses deux sœurs et son propre fils ont suc-
combé à une affection tuberculeuse du poumon.
Traitée pour une bronchite chronique du mois d'octobre 1862 au mois de juin 1863. A cette époque
plusieurs médecins distingués d'Arcachon et de Bordeaux constatèrent des tubercules au sommet des
poumons et l'existence d'une caverne à gauche. Une
de ces consultations que j'ai sous les yeux, est datée
du 26 juillet 1863. Comme d'habitude, on conseillait
l'huile de foie de morue à dose croissante, des pilules
de cynoglosse, de l'eau de pin, des onctions avec de
l'huile de croton sous les clavicules et le badigeon-
nage du dos avec de la teinture d'iode. Malgré tous

ces moyens la maladie faisait des progrès incessants.

Le 12 septembre 1863, madame la comtesse de F... a commencé mon traitement. (Poudre salino-calcaire, eau cohobée de laurier-cerise, deux cuillerées à café par jour; petit emplâtre de thapsia appliqué deux fois par mois au niveau des clavicules; poudre contre les sueurs, gargarisme au chlorate de potasse et silice en gelée une fois par jour, entre les deux repas.) Le 17 septembre, c'est-à-dire six jours après, la malade m'adressait les lignes suivantes : « J'ai commencé votre traitement samedi 12, je le suis très-fidèlement. Dès le premier jour il s'est fait pour ainsi dire une révolution en moi : cette toux, ces espèces de montées vers la gorge qui produisaient ces quintes presque convulsives avec des sorties d'air, allant jusqu'au vomissement, cela a entièrement disparu. Il reste à la gorge une irritation légère. J'éprouve un *énorme* soulagement. En somme, je suis incomparablement mieux. »

Depuis cette époque une amélioration progressive s'est toujours fait remarquer et toute crainte a disparu. Aujourd'hui, 20 janvier 1864, madame la comtesse de F... peut être considérée comme guérie; elle tousse encore, il est vrai, mais à de rares intervalles. L'embonpoint est revenu, la fièvre et la sueur ne se montrent plus depuis longtemps, l'appétit est

très-bon et le sommeil régulier. Cette dame continue encore l'usage de la poudre salino-calcaire
qu'elle a prise déjà pendant cinq mois.

TROISIÈME OBSERVATION.

**Tubercules. — Hémoptysies. — Sueurs très-abondantes
arrêtées en deux jours.**

M. V..., âgé de vingt-quatre ans, 94, rue du Fau-
bourg-Saint-Martin.

Tubercules au sommet du poumon gauche, plusieurs crachements de sang, sueurs tellement abondantes que tous les matins, depuis trois semaines, le
premier matelas du lit en était traversé complète-
ment.

Le matin, à jeun et entre les deux repas, poudre
salino-calcaire et eau cohobée de laurier-cerise; au
moment du coucher, un paquet de poudre contre les
sueurs, dans un demi-verre d'eau sucrée. Le premier jour les sueurs diminuèrent de moitié et ne
reparurent plus à partir du lendemain.

Ce traitement, commencé le 29 janvier 1863, a été
continué jusqu'au 12 avril. La poudre contre les
sueurs fut supprimée à la quinzième dose. Depuis un
an la guérison s'est parfaitement maintenue.

QUATRIÈME OBSERVATION.

Bronchite chronique. — Œdème des extrémités inférieures et du ventre.

Madame Chevalier, âgée de quarante-huit ans, rue du Faubourg-Saint-Denis, 60, était au lit depuis six mois, atteinte d'une bronchite chronique qui avait résisté à tous les remèdes employés depuis le début de la maladie. Lorsque je fus appelé à lui donner mes soins, le 12 juillet 1863, la toux était incessante, l'expectoration très-abondante, les extrémités infé-rieures et le ventre étaient le siége d'une enflure considérable, l'amaigrissement était très-sensible, et malgré son énergie la malade ne pouvait plus se tenir debout.

La poudre salino-calcaire et l'eau cohobée de lau-rier-cerise sont administrées deux fois par jour. En moins d'une semaine la malade pouvait marcher, tous les accidents que nous venons de signaler s'effaçaient rapidement, et après deux semaines de traitement madame Chevalier reprenait ses occupations ordi-naires.

CINQUIÈME OBSERVATION.

Bronchite chronique compliquée d'asthme.

Madame Meurant, âgée de quarante-neuf ans, rue de Paradis-Poissonnière, 1, était atteinte depuis vingt-cinq ans de bronchite chronique et d'accès d'asthme. Cette dame était très-souvent alitée, et bien rarement elle passait deux semaines sans éprouver des crises effrayantes, qui se traduisaient par une toux déchirante, une expectoration très-pénible et une suffocation analogue à celle qu'on remarque dans les accès d'asthme.

Il y a cinq mois, le 25 août 1863, je fus appelé au moment de l'une de ces crises. Je n'hésitai pas à lui conseiller la poudre salino-calcaire et l'eau cohobée de laurier-cerise, deux cuillerées à café par jour.

Le lendemain l'oppression avait diminué et trois jours après, la malade quittait la chambre. Ce traitement a été continué pendant deux mois, et depuis cette époque madame Meurant est parfaitement guérie. Cet hiver, malgré le froid, les brouillards et la constitution catarrhale régnante, la bronchite et l'asthme ne se sont pas reproduits.

SIXIÈME OBSERVATION.

Carie du sacrum. — Abcès par congestion.

M. G..., âgé de vingt-trois ans, soldat réformé, de-
meurant à la Chapelle-Saint-Denis, vint me consulter
le 15 mai 1863, pour une tumeur au niveau de la
symphyse sacro-iliaque gauche. Après un examen
attentif il me fut facile de constater que cette tumeur
était un abcès provenant d'une carie du sacrum.
Deux ponctions ayant été faites sans résultat, dans
les hôpitaux militaires, ce jeune soldat avait été
réformé.

A l'aide d'un trocart, je donne issue à 350 grammes
de pus et fais une injection iodée. Trois fois par jour
le malade prend une cuillerée à bouche de sirop
d'iodure de fer dans un verre de tisane de gentiane.

Le 1er juin, je revois le malade. La tumeur s'est
reproduite. Je la vide de nouveau et j'établis un
séton filiforme pour faciliter le recollement de la
peau. Je remplace le sirop de fer par de l'huile de
foie de morue, et deux fois par jour la région malade
est badigeonnée avec de la teinture d'iode.

Le 15 juin, le pus continue à s'écouler par les deux
ouvertures du séton. Amaigrissement, perte des
forces et de l'appétit, la marche est très-difficile. Je

laisse le séton en place, je supprime l'huile de foie de morue et la teinture d'iode, je fais prendre la poudre salino-calcaire et l'eau cohobée de laurier-cerise à la dose de trois cuillerées à café par jour.

Le 1er juillet, la peau est recollée, le pus est tari ; le malade a repris des forces et de l'appétit, les douleurs sont presque nulles. Le séton est retiré, la poudre salino-calcaire est continuée à la dose de deux cuillerées à café par jour, pendant deux mois.

Le 26 octobre, je revois le malade, sa santé est parfaite et cette terrible affection n'est plus chez lui qu'à l'état de souvenir.

SEPTIÈME OBSERVATION.

Gravelle oxalurique.

M. F..., âgé de trente-huit ans, habitant Vincennes, constatait, depuis plusieurs années, du sable dans ses urines. Après avoir consulté plusieurs médecins et après avoir employé sans succès les moyens indiqués en pareille circonstance, je le soumis à l'usage de la poudre salino-calcaire, à la dose de deux cuillerées à café par jour.

Le gravier urinaire, qui était en quantité très-considérable au début de mon traitement (deux pleins dés à coudre dans les vingt-quatre heures), s'est

montré moins abondant de jour en jour. Après un
mois de cette médication, la gravelle avait complète-
ment disparu. J'ai engagé M. F... à suivre le même
traitement pendant un mois encore. Cinq mois après
cette époque, je l'ai revu et rien chez lui ne décelait
le retour à la maladie : « Jamais, me dit-il, je n'ai été
aussi bien portant. »

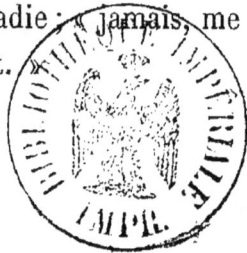

FIN.

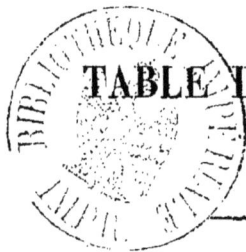

TABLE DES MATIÈRES

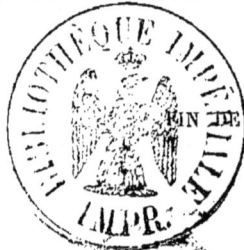

FIN DE LA TABLE.

Paris. — Imprimerie de E. MARTINET, rue Mignon, 2.

www.ingramcontent.com/pod-product-compliance
Lightning Source LLC
Chambersburg PA
CBHW060625200326
41521CB00007B/899

9 7 8 2 0 1 3 7 2 4 1 1 1